BEI GRIN MACHT SICH IHR WISSEN BEZAHLT

- Wir veröffentlichen Ihre Hausarbeit, Bachelor- und Masterarbeit

- Ihr eigenes eBook und Buch - weltweit in allen wichtigen Shops

- Verdienen Sie an jedem Verkauf

Jetzt bei www.GRIN.com hochladen und kostenlos publizieren

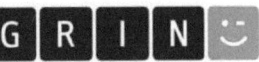

Bibliografische Information der Deutschen Nationalbibliothek:

Die Deutsche Bibliothek verzeichnet diese Publikation in der Deutschen National-
bibliografie; detaillierte bibliografische Daten sind im Internet über http://dnb.d-
nb.de/ abrufbar.

Impressum:

Copyright © 2015 GRIN Verlag
Druck und Bindung: Books on Demand GmbH, Norderstedt Germany
ISBN: 9783346063038

Dieses Buch bei GRIN:

https://www.grin.com/document/507423

Melanie Frei

Körperbildtherapie bei Anorexia Nervosa

GRIN Verlag

GRIN - Your knowledge has value

Der GRIN Verlag publiziert seit 1998 wissenschaftliche Arbeiten von Studenten, Hochschullehrern und anderen Akademikern als eBook und gedrucktes Buch. Die Verlagswebsite www.grin.com ist die ideale Plattform zur Veröffentlichung von Hausarbeiten, Abschlussarbeiten, wissenschaftlichen Aufsätzen, Dissertationen und Fachbüchern.

Besuchen Sie uns im Internet:

http://www.grin.com/

http://www.facebook.com/grincom

http://www.twitter.com/grin_com

Abschlussarbeit

Körperbildtherapie bei Anorexia Nervosa

Melanie Frei

CAS Kinder- und Jugendpsychiatrische Pflege, FS 2015

Berner Fachhochschule, Mai 2015

Inhaltsverzeichnis

Abstract

Hintergrund: Körperbildstörungen spielen bei der Entstehung und Aufrechterhaltung der Essstörung Anorexia Nervosa eine zentrale Rolle. Ein negatives Körperbild erhöht die Rückfallgefahr nach einer Therapie. Dennoch steckt die Körperbildtherapie noch in den Kinderschuhen.

Ziel: Das Ziel der Arbeit ist es die Effektivität der Körperbildtherapie bei Personen mit Anorexia Nervosa zu erfassen und relevante Aspekte in der Behandlung hervorzuheben.

Methode: Die Fragestellung wurde mittels einer systematischen Literatursuche in spezifischen Datenbanken bearbeitet. Die kritische Auseinandersetzung mit der Literatur führte zur Beantwortung der Forschungsfrage.

Resultate: Anhand der vier verwendeten Hauptstudien konnte aufgezeigt werden, dass Körperbildtherapie physische und psychische Aspekte positiv beeinflusst.

Schlussfolgerungen: Es zeigte sich, dass vor allem auf der kognitiv-affektiven und der behavioralen Ebene Verbesserungen des Körperbilds festgestellt werden konnten. Die Behandlung des negativen Körperbilds sollte in die ambulante und stationäre Therapie integriert werden.

Keywords: „*body image*", „*disturbance*", „*scheme*", „*eating disorder*", „*Anorexia Nervosa*", „*efficacy*", „*effective*", „*intervention*", „*therapy*"

1.1. Einleitung

Nebst der restriktiven Nahrungsaufnahme zeigt sich das negative Körperbild als eine der zentralen Diagnosekriterien bei Anorexia Nervosa. Hilde Bruch (1962), amerikanische Expertin für Magersucht, beschrieb bereits früh die verzerrte Wahrnehmung als charakteristisches Merkmal der Erkrankung. Dennoch wurde diese Thematik in der Therapie von Essstörungen lange Zeit eher ungenügend behandelt (Vocks, 2008). Neueste Untersuchungen decken auf, dass bei magersüchtigen Frauen der Bereich im Gehirn, welcher für die Körperwahrnehmung zuständig ist, eine deutlich geringere Dichte aufweist als bei gesunden. Die Frauen nehmen sich folglich als zu dick wahr, obwohl sie objektiv gesehen deutlich untergewichtig sind. Bisher konnte aber nicht geklärt werden, ob es sich bei dieser Erscheinung um den ursächlichen Faktor oder um eine durch die Krankheit bedingte Veränderung handelt (Suchan, Busch, Schulte, Grönemeyer, Herpertz & Vocks, 2009). Es zeigte sich jedoch, dass die Persistenz eines negativen Körperbilds nach einer erfolgreichen Therapie als Risikofaktor für einen Rückfall gilt (Fairburn, Peveler, Jones, Hope, & Doll, 1993). Trotz körperlicher Genesung empfinden sich die Betroffenen nach wie vor als zu dick. Rund vierzig Prozent aller Patienten und Patientinnen mit Essstörungen erleiden im ersten Jahr nach einer stationären oder teilstationären Behandlung ein Rezidiv der Erkrankung. In den ersten Monaten nach der Entlassung ist die Rückfallgefahr besonders hoch. Insbesondere frühe Rückfälle sind prognostisch ungünstig und meist Teil eines schwierigen, langwierigen Krankheitsverlaufs (Giel, Leehr, Becker, Startup, Zipfel & Schmidt, 2013). Viele der Patientinnen mit Anorexia Nervosa, welche auf der Kinder- und Jugendstation im Kantonsspital Winterthur (KSW) hospitalisiert sind, haben bereits einen oder mehrere stationäre Aufenthalte hinter sich. Als Erklärung für den Rückfall wird oft genannt, dass die Gewichtszunahme der psychischen Verfassung einen Schritt voraus war. Die jungen Mädchen haben sich nach der Entlassung als viel zu dick empfunden und zu Hause gleich wieder begonnen abzunehmen. Das Körperbild erscheint als integraler Bestandteil, ohne den eine vollständige Genesung nicht möglich ist. Auf der Kinder und Jungendstation im KSW konnte die Körperbildtherapie als Teil des Behandlungsprogramms in letzter Zeit aus personellen Gründen nicht immer regelmässig durchgeführt werden. Ich möchte mit meinerAbschlussarbeit den Stellenwert der Körperbildtherapie betonen und erhoffe mir eine vollständige Wiedereingliederung ins Behandlungsprogramm.

Eine Körperbildstörung kann bei allen Essstörungen auftreten. Da in der Kinderklinik im Kantonsspital Winterthur fast ausschliesslich Anorexie-Patientinnen behandelt werden, wird in dieser Arbeit bevorzugt dieses Störungsbild betrachtet. Aufgrund der Häufigkeitsverteilung wird im Text zur Vereinfachung die weibliche Form verwendet, es sind aber jeweils beide Geschlechter eingeschlossen.

1.2. Ziel der Arbeit

Die Therapie der Anorexia Nervosa wird nach wie vor als grosse Herausforderung empfunden. Die Behandlung der Körperbildstörung sollte einen wichtigen Bestandteil ausmachen, um einen prognostisch günstigen Verlauf zu erzielen. Ziel dieser Arbeit ist es, die wissenschaftliche Effektivität der Körperbildtherapie zu erfassen. Die dadurch gewonnen Erkenntnisse können seitens der multidisziplinären Teams genutzt werden, um Patienten und Patientinnen mit Anorexia Nervosa in ihrem Kampf gegen die Krankheit optimal zu unterstützen. Aus der Zielsetzung entwickelte sich folgende Fragestellung:

1.3. Fragestellung

Wie wird die Effektivität der Körperbildtherapie in der Literatur beschrieben?

2. Methodik

Die Fragestellung sollte mittels einer kritischen Literaturrecherche beantwortet werden. Die Suche fand zwischen Dezember 2014 und Februar 2015 statt und konzentrierte sich auf die Datenbanken Psycinfo, Medline, CINAHL und Google Scholar. Dabei wurden die folgenden Keywords verwendet:

„body image", „disturbance", „scheme", „eating disorder", „Anorexia Nervosa", „efficacy", „effective", „intervention", „therapy"

Die aufgeführten Keywords wurden mit den Bool'schen Operatoren AND und OR kombiniert. Zudem wurden Trunkierungen verwendet, um die Suche möglichst ausführlich zu gestalten. Die dadurch gefunden Studien werden auf Korrelation mit der Forschungsfrage geprüft. Bei der Literatursuche werden sowohl deutsche als auch englische Studien mit einbezogen. Die Suche wurde begrenzt auf Studien von 2000–2015, um einen möglichst breiten Überblick über die vergangen 15 Jahre zu haben. Der Kinder-und Jugendpsychiatrie-Bereich ist noch sehr ungenügend erforscht, weshalb auch Studien mit erwachsenen Betroffenen einbezogen wurden. Auf den

Forschungsstand von Körperbildstörungen bei Kindern und Jugendlichen wird im Theoretischen Hintergrund genauer eingegangen.

Die gefundene Literatur wurde anhand Titel, Abstract und Diskussion geprüft, ob sie mit der Forschungsfrage korreliert. Dadurch wurden neun Studien als geeignet erachtet und später ausführlich bearbeitet. Vier der neun Studien stimmten bei genauerer Überprüfung nicht mit der Forschungsfrage überein. Eine weitere Studie befasste sich ausschliesslich mit dem Krankheitsbild Bulimia Nervosa. Dies führte schliesslich zu einer Auswahl von vier Artikeln zur Beantwortung der Forschungsfrage.

3. Theoretischer Hintergrund

Zur besseren Verständlichkeit werden nachfolgend die wichtigsten Begriffe genauer definiert.

3.1. Anorexia Nervosa

Die Lebenszeitprävalenz für Anorexia Nervosa liegt bei jungen Mädchen und Frauen im Alter von 14 – 24 Jahren bei rund einem Prozent, für Jungen und Männer bei rund 0.1 Prozent. Die höchste Inzidenzrate für das weibliche Geschlecht lässt sich im Alter von 14 – 19 Jahren feststellen. In diesem Zeitraum erkranken beinahe die Hälfte aller identifizierten Fälle, was die Relevanz dieser Thematik in der Adoleszenz unterstreicht (Tuschen-Caffier und Bender, 2013).

ICD-10 stellt folgende Kriterien zur Diagnosestellung für Anorexia Nervosa:

- Körpergewicht min. 15% unter dem erwartenden Gewicht oder BMI von 17.5 oder weniger. In der Vorpubertät: Ausbleiben der erwartenden Gewichtszunahme in der Wachstumsperiode

- Gewichtsverlust ist selbst herbeigeführt durch Vermeidung von hochkalorischen Speisen und/oder selbst induziertes Erbrechen, selbst induziertes Abführen, übertriebene körperliche Aktivitäten, Gebrauch von Appetitzüglern/ Diuretika

- Körperschemastörung, Angst zu dick zu werden. Festlegung einer sehr niedrigen Gewichtsschwelle

- Endokrine Störung auf der Hypothalamus-Hypophysen-Gonaden-Achse (Frauen: Amenorrhoe, Männer: Libido-/Potenzverlust)

- Bei Beginn der Erkrankung vor der Pubertät: Verzögerung oder Hemmung der pubertären Entwicklungsschritte

(Remschmidt, Schmidt & Poustka, 2006)

Anorexia Nervosa ist die psychische Erkrankung mit der höchsten Mortalität: Rund 10 Prozent aller Betroffenen sterben aufgrund Komplikationen der Mangelernährung oder an Suizid (Tuschen-Caffier und Bender, 2013).

3.2. Körperbild

Für den englischen Begriff „body image" gibt es keine deutsche konsistente Bezeichnung. Körperselbst, Körperkonzept, Körperschema, Körper-Ich sind nur einige der genannten Synonyme. Zur besseren Verständlichkeit wird in dieser Literaturarbeit ausschliesslich der Begriff Körperbild verwendet. Das gestörte Körperbild beinhaltet negative Gedanken und Gefühle dem eigenen Körper gegenüber, verzerrte Wahrnehmung und ungutes körperbezogenes Verhalten. Es manifestiert sich nach Vocks und Legenbauer (2006) durch folgende Komponenten:

- Perzeptive Komponente
- Kognitiv-affektive Komponete
- Behaviorale Komponente

Die *perzeptive Komponente* bezeichnet die Überschätzung der eigenen Körpermasse beziehungsweise eine Unsicherheit über deren Ausmasse. Hierbei handelt es sich eher um ein kognitives als sensorisches Defizit. Bei der *kognitiv-affektiven Komponente* treten negative Gefühle bezüglich des eigenen Körpers auf. Betroffene empfinden beispielsweise Scham, Ekel oder Wut. Bei der *behavioralen*, also der verhaltensbezogenen Komponente, unterscheidet man zwischen Vermeidungs- und Kontrollverhalten. Personen mit gestörtem Körperbild meiden Situationen, in denen sie oder andere Personen mit ihrem Körper konfrontiert sind, wie beispielsweise Schwimmbadbesuche. Das Kontrollverhalten äussert sich durch Abmessen bestimmter Körperteile, ständiges Wiegen oder häufigen Betrachten im Spiegel (Vocks, Legebauer, Troje & Schulte, 2005). Vocks und Legenbauer (2006) benennen soziokulturelle (Familie, Peers, Medien) und individuelle (kritische Lebensereignisse, prämorbides höheres Gewicht u.Ä.) Faktoren im Zusammenhang mit anderen Vulnerabilitätsfaktoren als Erklärung für die Entstehung einer Körperbildstörung.

3.3. Körperbildstörungen bei Kindern und Jugendlichen

Obwohl ein grosser Anteil der an Anorexie erkrankten Personen noch nicht das 18. Lebensjahr erreicht hat, sind Körperbildstörungen bei Kindern und Jugendlichen noch ungenügend erforscht. Eine aktuelle Übersichtsarbeit aus dem Jahre 2014 zeigt auf, dass ältere adoleszente Patientinnen mit Anorexia Nervosa hinsichtlich der perzeptiv-affektiven Komponte mit Erwachsenen vergleichbar sind. Bei der perzeptiven Komponente konnten deutliche Unterschiede festgestellt werden. Jugendliche mit Essstörungen zeigen eine häufigere und stärker ausgeprägte Überschätzung des Körpers als Erwachsene. Für den Vergleich der behavioralen Komponente liegen bisher keine Studien vor. Auch für das präpubertäre Kindesalter lassen sich aufgrund der klinischen Studienlage keine Aussagen machen (Legenbauer, Thiemann & Vocks, 2014). Laut Herpertz-Dahlmann (2008) zeigen Kinder mit Anorexia Nervosa vielfach keine Gewichtsphobie. Das Krankheitsbild äussert sich in diesem Alter oft in einer „inneren Stimme", welche den jungen Patientinnen befiehlt zu hungern.

3.4. Kognitive Verhaltenstherapie

Die kognitive Verhaltenstherapie (oder kognitive-behaviorale Therapie) ist eine aktive, problemlösungs-orientierte Therapieform, welche davon ausgeht, dass negative Gedanken und Gefühle schädliches Verhalten bedingen. Die Behandlung zielt darauf an, die Gedanken des oder der Betroffenen umzuformen und so andere Handlungsweisen zu ermöglichen. Die kognitive Verhaltenstherapie verfügt über die grösste Evidenz in der Behandlung von Essstörungen und ist heutzutage die Therapie der Wahl (Herpertz, Hagenah, Vocks, Wietersheim, Cuntz & Zeeck, 2011).

4. Ergebnisse

In Tabelle 1 erfolgt eine übersichtliche Darstellung der verwendeten Studien:

Studie	Ziel	Stichprobengrösse/ Zusammensetzung Methode	Outocome
Vocks S., Legenbauer T., Troje N., Schulte D. (2005) *Körperbildtherapie bei Essstörungen – Beeinflussung der perzeptiven, kognitiv-affektiven und behavioralen Komponente*	Erfassung der Veränderung der drei Komponenten des Körperbilds durch ein kognitiv-verhaltenstherapeutisches Therapieprogramm	24 erwachsene Patientinnen mit Essstörungen (4 AN, 10 BN, 10 EDNOS)	- Verbesserung kognitv-affektiver und behavioraler Komponente -keine Verbesserung perzeptiver Komponente
Morgan J.F., Stanimara L., Schelhase M., Saeideh S. (2013) *Ten Session Boday Image Therapy: Efficacy of a Manualised Body Image Therapy*	Erforschung der Effizienz einer 10-teiligen Körperbildbildtherapie (BAT-10)	55 erwachsene Patientinnen mit Anorexia Nervosa	- signifikante Veränderung in den Bereichen body checking*, Vermeidungsverhalten, Angst, Figur- und Gewichtssorgen.
Legenbauer T., Schütt-Strömel S., Hiller W., Vocks. (2010) *Predictors of improved eating Behaviour following body image therapy: A pilot study*	Erfassung von Auswirkung und Veränderung während einer Körperbildtherapie	41 erwachsene Patientinnen mit Essstörungen (18 AN, 17 BN, 6 EDNOS)	Reduktion der Gewichts- und Figursorgen, soziale Vergleiche Verminderung des gezügelten Essverhaltens
Probst M., Vandereycken W., Van Coppenolle H.,Pieters G. (1999) *Body experience in eating disorders before and after treatment: a follow-up study*	Erfassung der Körperwahrnehmung vor und nach intensiver Behandlung	460 erwachsene Patientinnen (303 AN, 157 BN)	Mehrheitlich verbessertes Körperbild nach Therapie (bei rund 58%)

*AN= Anorexia Nervosa, BN= Bulimia Nervosa, EDNOS= Eating disorder no otherwise specified

*häufiges Überprüfen relevanter Körperteile (Tuschen-Caffier, 2008)

Zur besseren Übersicht wurden die Literaturergebnisse in drei Unterkategorien unterteilt und passende Titel gebildet. Die Reihenfolge der Unterthemen erfolgte zufällig und hat keinen Einfluss auf die Relevanz der Aussagen-

4.1. Inhalte des Behandlungsprogramms

Die Körperbildtherapie nach Vocks et al. (2005) umfasste 10 wöchentliche Gruppensitzungen, welche jeweils 90 Minuten dauerten. Die Gruppen setzten sich aus fünf bis sieben Frauen zusammen. Nachfolgend ist eine Auflistung der Sitzungsinhalte ersichtlich. Die Zahl in Klammern bezeichnet die Anzahl Sitzungen pro Thema.

- Herausarbeitung des negativen Körperbilds (2)
- Identifikation und Modifikation dysfunktionaler auf den eigenen Körper bezogener Kognitionen (2)
- Körperkonfrontationsübungen per Spiegel und Video (3)
- Abbau des körperbezogenen Vermeidungs- und Kontrollverhaltens (1)
- Aufbau positiver körperbezogener Aktivitäten (1)
- Rückfallprophylaxe (1)

Bei der Durchführung von Körperkonfrontationsübungen wurde die Gruppe in jeweils zwei Kleingruppen aufgeteilt.

Die Probandinnen in der Studie von Legenbauer et al. (2010) wurden ebenfalls anhand dem Körperbildtherapieprogramm nach Vocks et al. (2005) behandelt. Die Gruppensitzungen fanden wie empfohlen einmal wöchentlich statt, es nahmen jeweils zwischen vier und acht Frauen teil.

Die BAT-10 von Morgan et al. (2013) ist der Körperbildtherapie nach Vocks et al. (2005) sehr ähnlich. Auch dieses Programm besteht aus 10 Sitzungen à 90 Minuten. Nach Morgan et al. (2013) sollten höchsten acht Teilnehmerinnen mit zwei leitenden Personen in einer Gruppe behandelt werden. Der Aufbau der BAT-10 setzt sich wie folgt zusammen:

- Einführung (1)
- Definition und Entwicklung des Körperbilds (1)
- Motivation, Ziele für Veränderung (1)
- Mentale Reflexion (1)
- Körperbewusstsein und selbstzerstörerisches Verhalten (2)

- Gestörtes Denken und verankerte Gedanken (2)
- Körperbewusstsein und Druck der Aussenwelt (2)
- Reflexion, Ziele für die Zukunft (1)

In rund sieben der 10 Sitzungen finden Spiegelkonfrontationsübungen statt. Laut Morgan et al. (2013) sollten diese Übungen rund ein Drittel der Sitzungen ausmachen. Sowohl Vocks et al. (2005), Legenbauer et al. (2010) als auch Morgan et al (2013). gaben den Probandinnen Hausaufgaben auf, um Gedanken und erlernte Techniken nochmals zu vertiefen.

Probst et al. (1999) untersuchten das Körpererleben von essgestörten Patientinnen nach der Behandlung eines stationären Aufenthaltes. Die Gruppenaktivitäten waren klar strukturiert. Die meisten therapeutischen Aktivitäten fanden in zwei Gruppen mit höchstens neun Patientinnen statt. Die Behandlung beinhaltete Gruppenpsychotherapie verbal und nonverbal, Körperorientierte Therapie mit Videokonfrontation, Erholungstraining und Körperexpressionsübungen, Sexualedukation und Familientherapie. Der Aufenthalt wurde auf einen Dauer von vier bis sechs Monaten begrenzt.

4.2. Beeinflussung des Körperbilds und darauf bezogenen Komponenten

Vocks et al. (2005) konnten nach dem 10-wöchigen Therapieprogramm eine deutliche Veränderung auf der behavioralen und kognitiv-affektiven Körperbildebene feststellen. Nebst einer Abnahme des körperbezogenen Vermeidungsverhaltens zeigte sich eine signifikante Reduktion der „ablehnenden Körperbewertung, körperliche Unzufriedenheit und Schlankheitsbestreben". Die perzeptive Komponente wurde nicht beeinflusst, die Überschätzung der eigenen Körperdimensionen blieb bestehen.

Legenbauer et al. (2010) erwähnen ebenfalls ein generell verbessertes Körperbild als signifikantes Ergebnis, sie beziehen sich jedoch nicht auf die Körperbildkomponenten. Aus der Studie resultieren eine Reduktion der Gewichts- und Figursorgen und der sozialen Vergleiche.

Morgan et al. (2013) sprechen von signifikanten Körperbildveränderungen in allen Messungen nach der Behandlung. Vor allem im Bereich „body checking", also im ständigen Überprüfen relevanter Körperteile wie ständiges Wiegen, im Spiegel anschauen, Anziehen weiter Kleidungsteile etc., konnte eine starke Reduktion festgestellt werden. Diese Verhalten kann der behavioralen Körperbildkomponente zugeordnet werden. Als weitere Resultate werden verminderte Angst bezüglich dem Körperbild, und Gewichts- und Figursorgen genannt.

Aus der Studie von Probst et al. (1999) kam hervor, dass 58 Prozent der Patientinnen, welche die Therapie beendeten eine positive Veränderung zu ihrem Körperbilds erlebten. 33 Prozent sahen keine oder nur ganz wenige Veränderungen, neun Prozent sogar eine negative. Das Follow-Up ein halbes Jahr nach Beendung der Therapie, zeigte eine zunehmende Verschlechterung des Körperbilds. Nur noch 50 Prozent der Patientinnen berichteten über einen positivere Einstellung gegenüber ihrem Körper als vor der Therapie.

4.3. Veränderung des physischen und psychischen Zustands

Vocks et al. (2005) konnten keine Veränderung des BMIs festgestellt werden. Es wird aber eine Reduktion der allgemeinen Essstörungssymptomatik aufgezeichnet. Die Probandinnen zeigten weniger essensbezogene Sorgen und eine Verminderung des gezügelten Essverhaltens. Als weitere positive Veränderungen durch die Körperbildtherapie nennen die Autoren und Autorinnen ein verbessertes Selbstwertgefühl und eine geringeres Ausmass an Depressivität. Die Autoren und Autorinnen gehen davon aus, dass Gewicht und Figur durch die Körperbildtherapie an Bedeutung verloren haben und andere Aspekte hervorgehoben wurden. Dadurch konnten die Probandinnen ein höheres Selbstwertgefühl entwickeln.

Probst et al. (1999) berichten über eine Verbesserung des BMIs, es wird aber weder im Ergebnisteil noch in der Diskussion näher darauf eingegangen.

Laut Legenbauer et al. (2010) haben die Patientinnen nach der Behandlung ein um 21.6 Prozent verbessertes Körper- und Selbstbewusstsein. Zudem konnte ebenfalls eine Verminderung des gezügelten Essverhaltens nachgewiesen werden. Auch in der Studie von Morgan et al. (2013) konnte ein verbessertes Essverhalten der Probandinnen nachgewiesen werden. Ihre Lebensqualität hat sich generell signifikant verbessert, hauptsächlich im physischen und finanziellen Bereich, jedoch nicht im psychologischen und beruflichen Bereich. Sowohl in der Studie von Legenbauer et al. (2010) als auch in derjenigen von Morgan et al. (2013) liegen keine Untersuchungen zur Veränderung des BMI der Patientinnen vor.

5. Diskussion

Aus den Resultaten geht hervor, dass insgesamt bei allen Studien positive Veränderungen des Körperbilds festgestellt werden konnten. Hierbei muss beachtet werden, dass drei der Studien im ambulanten und eine im stationären Setting statt fanden. Auf die Therapieinhalte bezogen, verwendeten Legenbauer et al. (2010) und Vocks et al. (2005) das gleiche Behandlungsprogramm. Aber auch die BAT-10 in der Studie von Morgan et al. (2013) ähnelt im Aufbau sehr der Körperbildtherapie nach Vocks et al. (2005) Es ist nicht ersichtlich, ob das Programm nach dem Modell der Vorgänger aufgebaut ist. Alle drei Autorengruppen empfehlen eine zehnteilige, einmal wöchentlich à 90 Minuten stattfindende Gruppentherapiesitzung. Aus den Resultaten ist zu entnehmen, dass die Gruppentherapien im kleineren Rahmen von vier bis maximal neun Teilnehmerinnen empfohlen werden. Körperbildveränderungen konnten gesamthaft gesehen hauptsächlich bezüglich der behavioralen und der kognitiv-affektiven Komponente festgestellt werden. Laut Vocks et al. (2005) sind die positiven Ergebnisse auf den Einsatz kognitiver Techniken, Körperkonfrontationsübungen und Expositionsübungen zurückzuführen. Zur Körperkonfrontation wurden die Hilfsmittel Spiegel und Videoaufnahmen eingesetzt. Morgan et al. (2013) konzentrierten sich ausschliesslich auf Spiegelkonfrontationsübungen, wohingegen Vocks et al. (2005) beide Interventionen verwendeten. Laut Blank (2008) bewirken Konfrontationsübungen den Abbau von Angst und Ekelgefühlen gegenüber dem eigenen Körper und sollen die Aufmerksamkeit auf positive Aspekte lenken. Insbesondere bei Patientinnen mit Anorexie empfiehlt Blank (2008) Videoaufnahmen. Durch das Betrachten der einzelnen Körperpartien erkennt ein Grossteil der Patientinnen, wie abgemagert diese aussehen, was wieder die Motivation zur Genesung beträchtlich steigern kann. Da es sich bei Konfrontationsübungen um sehr intime Momente handelt, erscheint eine Gruppenaufteilung, wie von Vocks et al. (2005) empfohlen, plausibel.

Perzeptive Veränderungen, also die Veränderung der Körpermasse, konnte in keiner der Studien erzielt werden. Vocks et al. (2005) sind der Annahme, dass zur positiver Modifikation eine grössere Zeitspanne nötig wäre. Die geringe Beeinflussbarkeit könnte auch damit zusammenhängen, dass bei Personen mit Anorexia Nervosa strukturelle Veränderungen im Gehirn im Bereich der Körperwahrnehmung festgestellt wurden. Aus der Studie von Morgan et al. (2013) geht hervor, dass die Körperbild-veränderungen nach der Therapie im Laufe der Zeit wieder abnehmen. Die Thematik „Körperbild" sollte also auch in der Nachbetreuung eine wichtige Rolle einnehmen.

Drei der vier Studien untersuchten zusätzlich das Essverhalten und konnten eine signifikante Verbesserung dieser Problematik verzeichnen. Dies könnte einerseits mit der Verbesserung des Körperbilds im Zusammenhang stehen, da die Probandinnen weniger Gewichts- und Figursorgen aufweisen und somit auch weniger Gründe haben, ihr Essverhalten zu zügeln. Andererseits muss bedenkt werden, dass Personen mit Essstörungen, welche sich eine Körperbildtherapie unterziehen, auch in anderen Bereichen an ihrer Genesung arbeiten und dadurch ein verbessertes Essverhalten erzielt werden könnte. Nur zwei der verwendeten Hauptstudien untersuchten die Beeinflussung des BMI's. Bei Vocks et al. (2005) handelt es sich um eigene Angaben der Probandinnen, weshalb das Resultat mit Vorsicht zu betrachten ist. Für zukünftige Studien wäre eine objektive Erhebung von Gewicht und Grösse wünschenswert.

Verallgemeinernd lässt sich sagen, dass noch sehr wenig Literatur zu Thema Körperbildtherapie vorhanden ist. Für weiterführende Arbeiten wird eine offenere Fragestellung empfohlen. Im deutschsprachigen Raum sind hauptsächlich Arbeiten von Silja Vocks und Tanja Legenbauer vorhanden, was eine neutrale Sichtweise verunmöglicht. Obwohl es alle verwendeten Studien methodisch eine gute Qualität aufweisen, wurde jeweils keine Kontrollgruppe verwendet und nur eine kleine Population untersucht. Zudem konnte nur eine Studie gefunden werden, welche ausschliesslich Personen mit Anorexia Nervosa behandelt. Obwohl alle Essstörungen eine Körperbildstörung aufweisen, ist diese bei Anorexia Nervosa besonders ausgeprägt. Da jugendliche Personen mit Essstörungen hinsichtlich der Körperbildkomponenten gleiche oder stärker ausgeprägte Ergebnisse aufweisen wie erwachsene, kann davon ausgegangen werden, dass die Ergebnisse übertragbar sind. Bei präpubertären Betroffenen ist Körperbildtherapie bis auf Einzelfälle nicht indiziert.

6. Lösungsmöglichkeiten für den Berufsalltag

Nebst der Behandlung im therapeutischen Rahmen gibt es auch im Alltag Möglichkeiten das Körperbild positiv zu beeinflussen. Die folgenden Interventionen können vom interdisziplinären Team angewendet werden und benötigen kein therapeutisches Setting.

- *Ernst nehmen:* Körperbildstörungen sind Teil der psychischen Erkrankung. Betroffene können nicht einfach vom Gegenteil überzeugt werden

- *Aufmerksamkeit auf positive Aspekte des Körpers lenken:* z.B. schönes Gesicht

-*Aufbau positiver körperbezogener Aktivitäten:* Die Patientinnen sollen lernen, dass durch den Körper positive Erfahrungen gemacht werden und ihn nicht nur als Belastung wahrnehmen. Bereiche zum Aufbau positiv körperbezogner Aktivitäten sind: Gesundheit und Fitness (z.b. Tanzen), sinnliche Erfahrungen (z.b. an einem Parfum riechen), Körperpflege und Aussehen (z.b. ein Ölbad nehmen). Sportliche Aktivitäten sollen allerdings nur in moderater Form stattfinden (Vocks, 2008).

- *Entspannungs- und Imaginationsübungen:* Das Ziel ist es, die Aufmerksamkeit auf den eigenen Körper zu lenken und ihn frei von jeder Bewertung wahrzunehmen (Vocks und Legenbauer, 2006).

7. Praxisimplikation

Im Rahmen meiner Abschlussarbeit hatte ich die Möglichkeit der Körperbildtherapie einer 14-jährigen Patientin beizuwohnen und mitzugestalten. Aus Zeit- und Kapazitätsgründen konnte die Therapie nur sechs Mal durchgeführt werden und beschränkte sich auf eine halbe bis dreiviertel Stunde. Dennoch gelang es, dem Aufbau nach Legenbauer &Vocks (2005) grösstenteils zu folgen. Die Patientin S., Diagnose Anorexia Nervosa, zeigte sich motiviert, an den negativen Grundeinstellungen zu ihrem Körperbild zu arbeiten, obwohl ihr die Auseinandersetzung mit ihrem Körper sichtlich schwer fiel. Ihre Aufmerksamkeit galt hauptsächlich ihrem „dicken Bauch", welchen sie mit weiten Oberteilen zu kaschieren versuchte und auf den sie sich vor allem nach dem Essen stark konzentrierte. Die grösste Herausforderung stellten die Videoaufnahmen dar, welche für sie stark angstbesetzt waren. S. konnte zu Beginn nur wenig benennen, was ihr an ihrem Körper gefiel. Im Laufe der Therapie gelang es ihr jedoch sich mehr anzunehmen und sich wohler zu fühlen. Im Gespräch bezeichnete S. die Körperbildtherapie einerseits als die schwierigste Therapie, dennoch habe sie ihr durch die Auseinandersetzung mit ihrem Körper bei der Bewältigung der Krankheit sehr geholfen. Mein besonderer Dank geht hierbei an Isabella Zwimpfer, welche sich meinetwegen die Zeit genommen hat, die Körperbildtherapie wieder aufzunehmen und welche mir ihre langjährige Erfahrung und diverse Materialien zur Verfügung gestellt hat. Aktuell arbeiten wir gemeinsam an Lösungsmöglichkeiten, die Körperbildtherapie wieder regelmässig für alle Patientinnen anzubieten.

8. Literaturverzeichnis

Bruch H. (1962). *Der goldene Käfig. Das Rätsel der Magersucht.* Frankfurt am Main: Fischer.

Blank Gebre M. (2008). Übergewicht und Essstörungen. Kognitive Verhaltenstherapie bei Essstörungen. Heruntergeladen von: http://www.rosenfluh.ch/images/ pubilkaitonen/sze/2008/01/13_Kogn.Verhaltensth:5.07.pdf am 18.04.15

Danielsen M. & Øyvind R. (2012). Changes in Body Image During Inpatient Treatment for Eating Disorders Predict Outcome. *Eating Disorders, 20,* 261-275.

Fairburn, C. G., Peveler, R. C., Jones, R., Hope, R. A. & Doll, H.A. (1993). Predictors of 12-month outcome in bulimia nervosa and the influence of attitudes to shape and weight. *Journal of Consulting and Clinical Psychology, 61,* 696-698.

Giel K. , Leehr E. , Becker S. , Startup H. , Zipfel St. & Schmidt U. (2013). Rückfall-prophylaxe bei Anorexia Nervosa. *Psychother. Psych. Med., 63,* 290-295.

Herpertz-Dahlmann B. (2008). Anorexia Nervosa im Kindes- und Jugendalter. In In Herpertz S., de Zwaan M., Zipfel S. *Handbuch Essstörungen und Adipositas* (S. 219-225). Springer, Berlin.

Herpertz St., Hagenah U., Vocks S., Wietersheim J. v., Cuntz C. & Zeeck A. (2011). Diagnostik und Therapie der Essstörungen. *Deutsches Ärzteblatt Int, 108(40),* 678-685.

Legenbauer T. & Vocks S. (2005). *Wer schön sein will, muss leiden? Wege aus dem Schönheitswahn – ein Ratgeber.* Bern, Hogrefe Verlag.

Legenbauer T., Schütt-Strömel S., Hiller W., & Vocks S. (2010). Predictors of improved Eating Behaviour Following Body Image Therapy: A Pilot Study. *Eurpoean Eating Disorders, 19,* 129-137.

Legenbauer T., Thiemann P. & Vocks S. (2014). Body Image Disturbance in Children and Adolescents with Eating Disorders – Current Evidence and Future Directions. *Zeitschrift für Kinder- und Jugendpsychiatrie und Psychotherapie, 42(1),* 51-59.

Morgan J.F., Lazarova St., Schelhase M. & Saeidi S. (2013). Ten Session Body Image Therapy: Efficacy of a Manualised Body Image Therapy. *European Eating Disorders Review,* 22, 66-71.

Probst M, Vandereycken W, Van Coppenolle H. & Pieters G. (1999). Body experience in Eating Disorders before and after treatment: a follow-up study. *European Psychiatry, 14(6),* 330-340.

Remschmidt H., Schmidt M. H. & Poustka F. (2006). *Multitaxiales Klassifikations-schema für psychische Störungen des Kindes- und Jugendalters nach ICD-10 der WHO.* Bern: Hans Huber.

Skrzypek S., Wehmeier P.M. & Remschmidt H. (2001). Body image assessment using body size estimation in recent studies on anorexia nervosa. A brief review. *European Child & Adolescent Psychiatry,* 10, 215-221.

Suchan B., Busch M., Schulte D., Grönemeyer D, Herpertz St. & Vocks S. (2009). Reduction of gray matter densitiy in the extrastriate body area in women with anorexia nervosa. *Behavioral Brain Research,* 5.

Tuschen-Caffier B. (2008). Körperbildstörungen. In Herpertz S., de Zwaan M. Zipfel S. *Handbuch Essstörungen und Adipositas* (S. 82-86). Springer, Berlin.

Tuschen-Caffier B. & Bender C.. Aneroxia und Bulimia Nervosa . In F. Peter-mann, *Lehrbuch der klinischen Kinderpsychologie* (S. 569-588). Göttingen Hogrefe & Huber.

Vocks S. (2008). Die Behandlung von Körperbildstörungen. In Herpertz S., de Zwaan M., Zipfel S. *Handbuch Essstörungen und Adipositas* (S. 219-225). Springer, Berlin.

Vocks S. & Legenbauer T. (2005). Interventionen zur Veränderung des Körperbilds. *Manual der kognitiven Verhaltenstherapie bei Anorexie und Bulimie* (S. 231 -252). Springer, Berlin.

Vocks S., Legenbauer T., Troje N. & Schulte . (2006). Körperbildtherapie bei Essstörungen – Beeinflussung der kognitiv-affektiven und behavioralen Komponente. *Zeitrschrift für Klinische Psycholgoie und Psychotherapie, 35(4),* 286-295.

BEI GRIN MACHT SICH IHR
WISSEN BEZAHLT

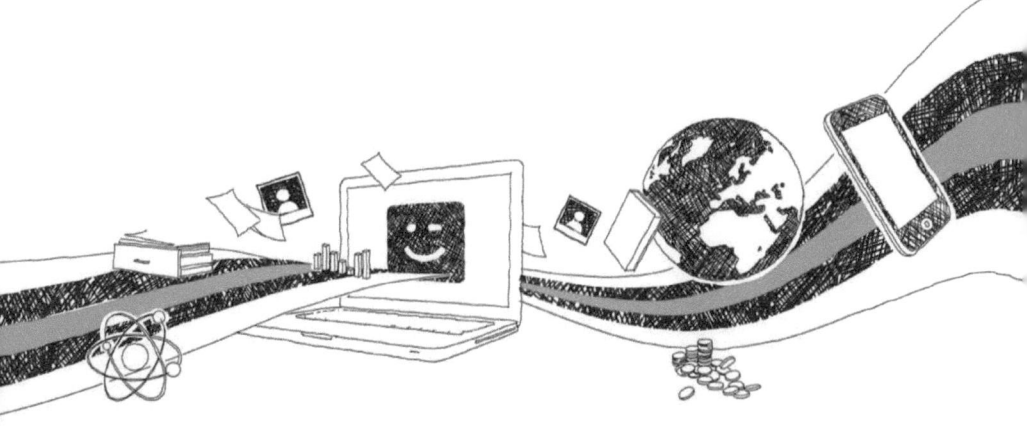

- Wir veröffentlichen Ihre Hausarbeit,
  Bachelor- und Masterarbeit

- Ihr eigenes eBook und Buch -
  weltweit in allen wichtigen Shops

- Verdienen Sie an jedem Verkauf

Jetzt bei www.GRIN.com hochladen
und kostenlos publizieren

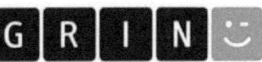